NOTICE

SUR

L'INSTITUT ORTHOPÉDIQUE

DE LYON

DIRIGÉ PAR

LE DOCTEUR J.-T. PRAVAZ

DOCTEUR ÈS SCIENCES

ANCIEN INTERNE DES HÔPITAUX DE LYON, MEMBRE CORRESPONDANT DE LA
SOCIÉTÉ DE CHIRURGIE DE PARIS, ETC.

LYON

46, QUAI DES ÉTROITS, 46

NOTICE

SUR

L'INSTITUT ORTHOPÉDIQUE

DE LYON

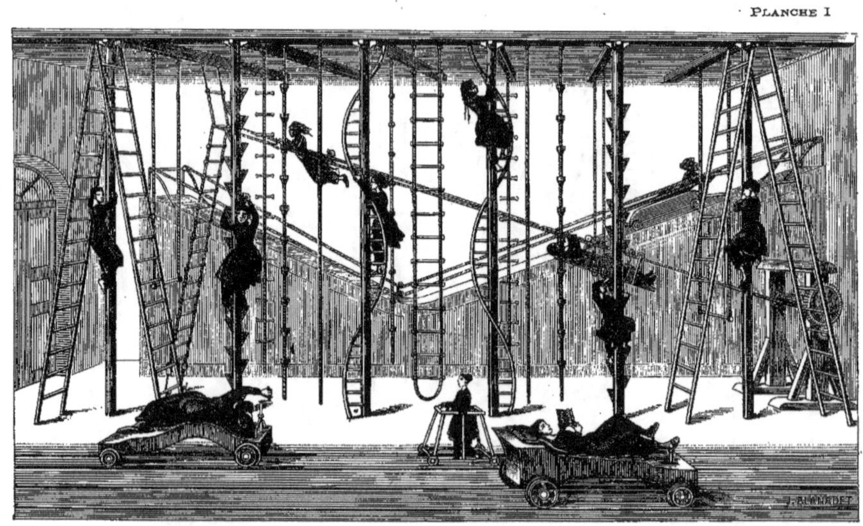

NOTICE

SUR

L'INSTITUT ORTHOPÉDIQUE

DE LYON

DIRIGÉ PAR

LE DOCTEUR J.-T. PRAVAZ

DOCTEUR ÈS SCIENCES,

ANCIEN INTERNE DES HÔPITAUX DE LYON, MEMBRE CORRESPONDANT DE LA SOCIÉTÉ DE CHIRURGIE DE PARIS, ETC.

LYON

46, QUAI DES ÉTROITS, 46

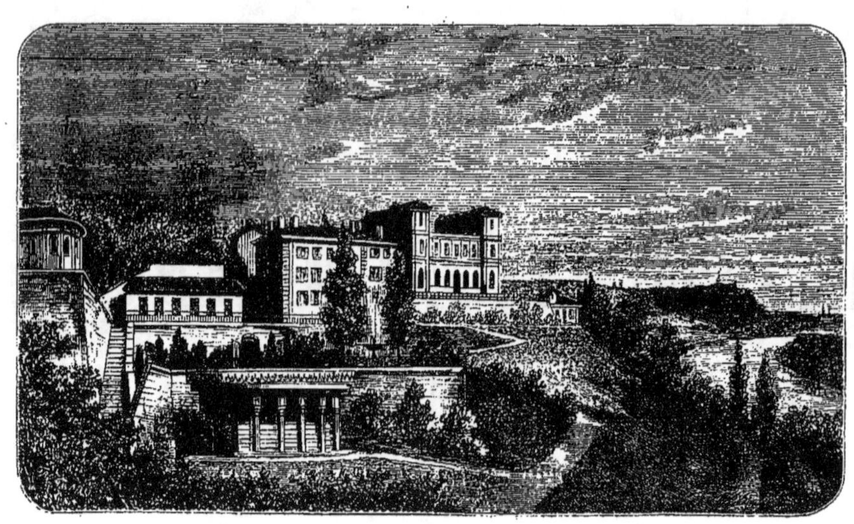

NOTICE

L'INSTITUT ORTHOPÉDIQUE

DE LYON

L'Institut orthopédique de Lyon, fondé en 1835, est consacré au traitement des déviations de la colonne vertébrale et des diverses affections de l'appareil locomoteur.

Placé sur le versant oriental du coteau de Sainte-Foy, il domine un vaste horizon où l'œil découvre successivement Lyon, des hauteurs de la Croix-Rousse au confluent du Rhône et de la Saône, les plaines du Dauphiné, le mont Blanc et le panorama de la chaîne des Alpes. Par sa situation à mi-coteau, qui le préserve de l'action directe des vents du nord et de l'ouest, et par sa proximité d'un fleuve, qui lui assure un mouvement incessant de l'athmosphère, il réunit donc les conditions les plus favorables de salubrité.

Fortifier la santé générale, si souvent languissante chez les sujets atteints de malformations, tandis que, par des moyens appropriés on combat directement la lésion locale, telle doit être la marche d'un traitement réellement rationnel.

Cette association intime des ressources de l'hygiène thérapeutique et des moyens qui sont plus spécialement du ressort de l'orthopédie proprement dite est surtout une indication de premier ordre dans le traitement des déviations de la colonne vertébrale, car, si aux courbures pathologiques de l'épine, considérées en elles-mêmes, il est indispensable, dans les cas où il existe une altération profonde de la forme, d'opposer l'emploi méthodique des appareils, on doit non moins impérieusement chercher à imprimer à la nutrition une impulsion énergique, à faire en quelque sorte végéter vigoureusement l'organisme pour aider à l'action des moyens locaux et consolider les résultats obtenus.

Au premier rang des moyens propres à activer la nutrition du système osseux et du système musculaire vient se placer la gymnastique, qui offre le double avantage d'agir à la fois comme modificateur général, par l'impulsion qu'elle imprime aux transformations organiques, et comme moyen orthopédique direct, par l'action mécanique qu'exerce sur la conformation du squelette la contraction répétée et méthodique de groupes musculaires déterminés.

Les appareils propres à répondre à ces diverses indications sont installés dans un vaste gymnase (planche I) où les exercices ont lieu plusieurs fois par jour.

Ces exercices se divisent en deux classes, les exercices généraux et les exercices spéciaux.

Les premiers jouissent des propriétés de tous les mouvements actifs et sont du ressort de l'hygiène générale.

Les seconds, dont l'action est plus localisée, sont destinés à remplir un but déterminé en provoquant la contraction de tel ou tel muscle ou groupe musculaire.

C'est ainsi que certains exercices sont destinés à faire fonctionner spécialement les muscles intrinsèques du rachis pour imprimer à cette tige osseuse une direction spéciale ; d'autres, à mettre en action les muscles inspirateurs pour dilater et régulariser la cavité thoracique ; d'autres, enfin, à développer le côté de la poitrine déprimé par suite de l'abaissement des côtes qui correspondent à la concavité des courbures.

Parmi les exercices propres à développer le thorax et à en modifier avantageusement la forme, nous citerons comme particulièrement utile celui qui s'exécute au moyen de l'appareil suivant.

Cet appareil[1] consiste en une sorte de montagne russe composée d'un bâti en bois supportant deux plans inclinés, de longueur et d'inclinaison différentes, et qui présentent à leur intersection une surface légèrement concave. Le sujet étendu en pronation sur un char maintenu dans des rainures qui l'empêchent de dévier du plan sur lequel il roule, s'élève au moyen de deux cordes parallèles, qu'il saisit avec les mains, sur leplan le plus long et le moins incliné. Arrivé au sommet de sa course, le sujet abandonnant les cordes, le char redescend par son propre poids la pente qu'il vient de gravir, dépasse le point d'intersection des deux plans en vertu de la vitesse acquise, et s'élève sur le plan le plus court dont la pente plus prononcée arrête son mouvement en arrière et le ramène au point de départ.

Cet exercice, dont le mode d'action offre une certaine analogie avec celui de la natation, met puissamment en jeu les muscles pectoraux et permet de plus chez les sujets débiles de développer d'une manière tout à fait inoffensive la force de préhension des mains avant d'aborder les exercices qui demandent un développement de force musculaire plus considérable.

[1] Voir planche I,

S'agit-il de développer le côté du thorax déprimé par l'affais-
sement des côtes correspondant à la concavité de la courbure dorsale, on emploie l'appareil suivant imaginé par Charles Pravaz.

Cet appareil (fig. 1) consiste essentiellement dans un cadre en

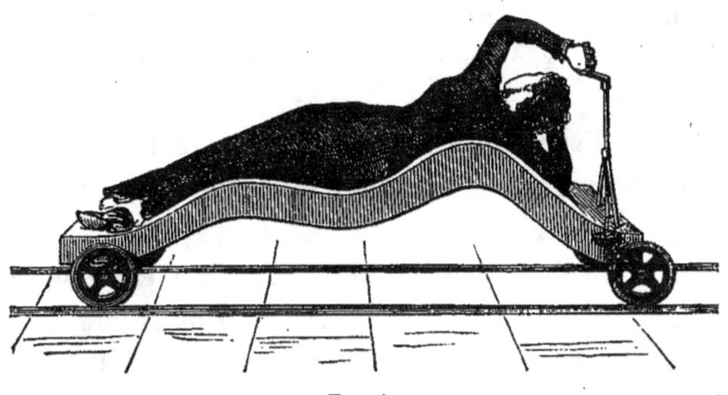

FIG. 1.

bois de 1ᵐ 80 de longueur sur 0ᵐ50 de largeur, décrivant sur ses
côtés dans le sens de sa longueur une courbe dont les inflexions
se rapprochent de celles que l'on rencontre le plus fréquemment
dans les déviations latérales du rachis. Des sangles, fixées trans-
versalement d'un bord du cadre à l'autre, et recouvertes d'une
peau bien tendue, donnent une surface sinueuse sur laquelle
repose le sujet. Le cadre lui-même est porté sur deux essieux
dont l'antérieur, mobile, fait corps avec les roues qui lui appar-
tiennent. Un système d'engrenage lie cet essieu avec un arbre
vertical auquel, par l'intermédiaire d'une manivelle, le sujet
peut imprimer un mouvement qui se communique à l'essieu et
fait avancer ou reculer le char suivant le sens de la rotation de
la manivelle.

Le sujet, couché sur le côté et légèrement renversé en arrière,
est étendu sur l'appareil de telle sorte que la *convexité* de la
courbure dorsale du rachis s'applique sur la saillie la plus antérieure du fond sanglé, et, du bras correspondant à la *concavité*
de la courbure, il fait agir la manivelle qui communique au
char ondulé un mouvement de translation sur deux rails destinés à guider sa marche.

Cet exercice offre le double avantage de placer le tronc dans l'attitude la plus favorable au redressement de la courbure dorsale et de produire l'ampliation du côté déprimé de la poitrine, à la fois par le renversement de l'arc dorsal et par l'action du grand pectoral, dont les points d'attache sont alternativement rapprochés et éloignés par le jeu de la manivelle.

L'emploi de l'eau froide est également d'un puissant secours dans le traitement des déviations du rachis par l'action tonique qu'elle exerce sur l'économie.

Une vaste piscine (planche II), dont l'eau est amenée à la température des rivières en été, sert à la natation.

Un bâtiment spécial contient en outre des salles pour les bains simples et médicamenteux et une série d'appareils hydrothérapiques, douches dorsales, douches en pluie, en colonne, etc.

Nous avons dit plus haut que, dans les cas où la lésion de la forme est profonde, l'application des moyens mécaniques devient absolument indispensable, mais il est nécessaire de faire un choix parmi les nombreux systèmes d'appareils qui ont été successivement proposés.

Les appareils doivent remplir les trois indications suivantes : 1° supprimer autant que possible l'influeuce de la pesanteur, cause permanente de l'aggravation des courbures ; 2° imprimer au rachis un double mouvement en sens inverse du mouvement de flexion latérale et de rotation sur son axe vertical qu'il exécute au niveau de ses courbures pathologiques ; 3° agir sur les côtes situées du côté convexe des courbures précisément au niveau de leur angle.

Ce triple but n'est que très-incomplètement atteint par les appareils portatifs généralement employés et auxquels on a donné le nom de tuteurs ou de corsets orthopédiques, car ces appareils produisent plutôt une demi-suspension qu'un redressement véritable, leur action ne s'exerçant pas directement sur

PLANCHE 11

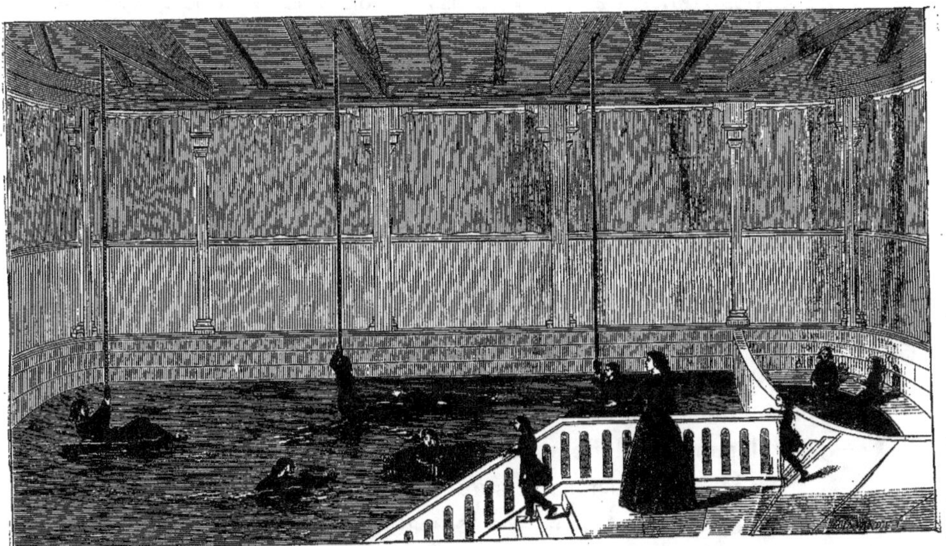

le rachis, mais sur l'aisselle, et la mobilité de l'épaule rendant cette action à peu près illusoire. D'autre part, si l'on ajoute à ces appareils des plaques destinées à agir sur la forme du thorax et à modifier par l'intermédiaire des côtes la direction vicieuse des vertèbres, leur action n'en est pas rendue beaucoup plus efficace. En effet, le but qu'on se propose d'atteindre par leur emploi doit être évidemment d'exercer sur la gibbosité une pression dirigée de manière à refouler en avant et à redresser les côtes dont la courbure est exagérée en même temps que par l'intermédiaire de ces arcs osseux on cherche à agir sur les courbures décrites par le rachis lui-même et sur la rotation des vertèbres. Mais ce résultat n'est pas atteint dans la pratique d'une manière satisfaisante, car il faudrait, pour que la plaque appliquée contre la gibbosité eût une action réellement efficace, que cette plaque trouvât en avant un point d'appui plus directement opposé que le bassin et plus résistant que la partie antérieure de la poitrine qui fait face diagonalement à la gibbosité. Pour éviter cet inconvénient on a cherché à remédier à la projection du thorax en avant au moyen de plaques ou de larges ceintures appliquées à la partie antérieure de la poitrine ; mais on tombe alors dans un écueil très grave, celui de nuire au développement de la cavité thoracique.

Au moyen des appareils qui agissent dans la position horizontale, au contraire, les indications rationnelles que nous avons exposées plus haut sont remplies d'une manière plus efficace sans présenter les inconvénients que nous avons signalés dans les appareils portatifs.

En effet : 1° l'influence de la pesanteur est complètement neutralisée ; 2° l'action des plaques sur les courbures s'exerce dans les conditions les plus favorables à leur redressement, le côté concave de ces mêmes courbures subissant une sorte de tension, qui tend à les *ouvrir*, tandis que le côté convexe éprouve au contraire une dépression ; 3° enfin, la déformation des côtes et la rotation des vertèbres sur leur axe sont attaquées avec une réelle efficacité, le thorax ne pouvant échapper à l'action des plaques contre lesquelles il est appliqué par le poids même du sujet.

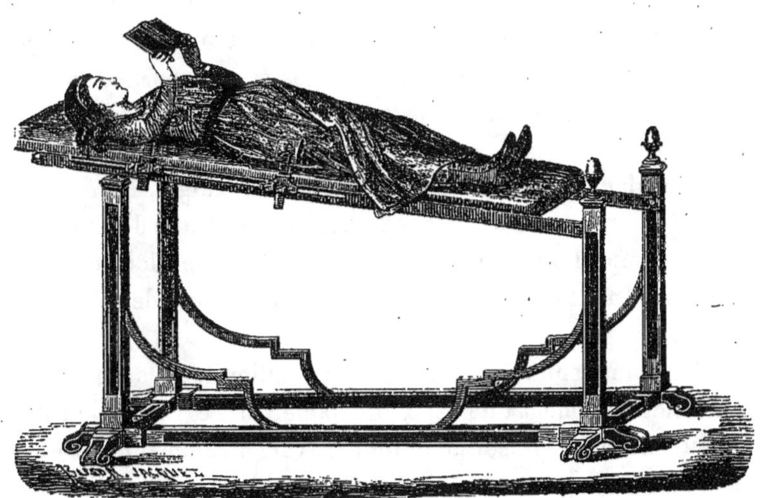

Fig. 2.

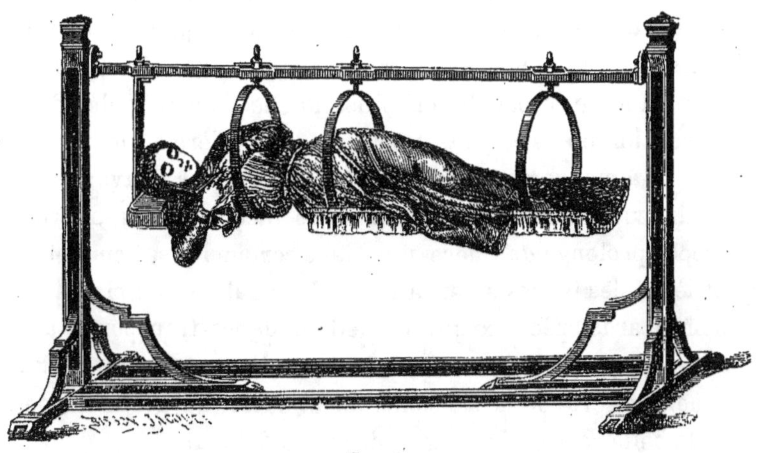

Fig. 3.

Nous ne pouvons entrer ici dans la description technique des appareils employés à l'Institut orthopédique de Lyon dans le traitement des déviations rachidiennes. Nous nous bornerons à dire que ces appareils (fig. 2 et 3), fondés sur les principes

que nous avons exposés plus haut, agissent en utilisant pour le
redressement du rachis et des côtes le poids du sujet lui-même
et portent ainsi en eux-mêmes le régulateur de leur action,
cette action étant proportionnelle à l'âge et au poids du sujet.
Aucune constriction n'est ainsi exercée sur le thorax, qui peut
se développer avec une entière liberté [1].

Les maladies articulaires, telles que la coxalgie, les *tumeurs
blanches* du *genou* et du *pied*, etc., forment une des branches
les plus importantes de la pathologie de l'appareil locomoteur et
sont, à l'Institut orthopédique de Lyon, l'objet de soins spéciaux.

Placer le membre malade dans la position la plus favorable à
son fonctionnement ultérieur, provoquer la régression du *pro-
cessus* morbide, puis, quand tout travail inflammatoire a cessé,
chercher avec prudence, si les lésions osseuses ou articulaires
n'ont pas été trop profondes, à rétablir la mobilité de l'articu-
lation, telles sont les trois indications fondamentales d'un traitement rationnel. Les deux premières sont remplies suivant les
circonstances par les manœuvres chirurgicales, ou les appareils
à traction lente et par l'immobilisation de l'article aidée de la
cautérisation ou des agents résolutifs, la dernière au moyen des
appareils à mouvements de Bonnet et de Charles Pravaz.

Pour éviter autant que possible les inconvénients inhérents
au repos prolongé que nécessite, dans certains cas, l'emploi des
gouttières, les jeunes sujets atteints de coxalgie sont placés sur
des brancards spéciaux qui permettent de les transporter avec
facilité et sans secousses douloureuses. Ils peuvent ainsi vivre
en quelque sorte de la vie commune et passer au grand air pendant la belle saison la plus grande partie du jour.

[1] Voir pour la description de ces appareils : — 1° J.-C.-Th. Pravaz. *Du traitement des déviations de la colonne vertébrale* in *Bulletins et mémoires de
la Société de chirurgie de Paris*. T. I. 1875, page 295 et suivantes. — 2° **Panas**
article *Orthopédie* in *Nouveau dictionnaire de médecine et de chirurgie
pratiques*. T. XXV, page 158 et suivantes.

Dans le traitement du *mal de Pott*, l'immobilisation des parties malades étant également la première indication à remplir pour favoriser la réparation des pertes de substance que produit l'altération des corps vertébraux, et éviter les accidents qui en sont si souvent la suite, tels que la paraplégie et les abcès par congestion, les mêmes principes de traitement doivent être appliqués. Aussi, pour concilier la nécessité du repos prolongé avec les exigences de l'hygiène, les enfants atteints de carie vertébrale sont-ils placés sur un appareil dont l'idée première est due au docteur Gillebert Dhercourt et qui, en facilitant leur transport, permet de les faire jouir des avantages du grand air.

Certaines difformités, telles que le *torticolis*, le *pied bot*, etc., sont sous la dépendance soit de la contracture soit de la paralysie des muscles. Leur traitement devra donc varier suivant la nature de l'affection musculaire.

Dans le premier cas les appareils de redressement, les douches et les bains de vapeur, les sections tendineuses sont les moyens auxquels ont doit recourir.

S'agit-il au contraire de la paralysie ou de la parésie des muscles, à l'emploi des moyens orthopédiques proprement dits on devra joindre les moyens destinés à ramener la contractilité musculaire, tels que les bains stimulants, les frictions, le massage, l'électricité et la gymnastique.

L'Institut orthopédique de Lyon possède tous les moyens de remplir les diverses indications qui se présentent dans le traitement de ces affections si variées et souvent si complexes.

Des soins spéciaux sont apportés au traitement de la forme de paralysie désignée sous le nom d'*atrophie paralytique de l'enfance*, *paralysie infantile* et qui affecte le plus ordinairement les membres inférieurs.

Le traitement débute par l'emploi de l'électricité sous les deux formes de la faradisation localisée et des courants continus aidée des frictions stimulantes et des bains salés et sulfureux.

Puis dès que le membre malade peut exécuter quelques mouvements, on s'efforce par la gymnastique de développer la force musculaire au moyen de l'appareil suivant imaginé par Charles Pravaz.

Cet appareil (fig. 4) consiste dans un char porté sur quatre roues et qui se meut sur deux rails. Le sujet est étendu sur ce char dans la supination, les pieds fixés sur des pédales reliées à des bielles, qui, par l'intermédiaire de manivelles et d'un arbre transversal, transmettent le mouvement à deux roues d'engrenage superposées, dont l'inférieure fait corps avec l'essieu, auquel sont rivées les roues antérieures du char.

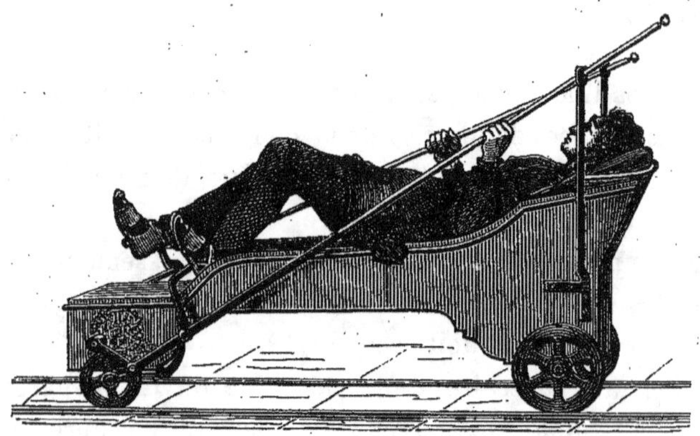

Fig. 4.

Cet appareil, en supprimant le poids du corps, permet au suejt d'exécuter dans la position horizontale des mouvemements alternatifs de flexion et d'extension des membres inférieurs, et le prépare ainsi à la marche normale.

Lorsque enfin le sujet a acquis assez de force peur pouvoir se tenir debout, on l'exerce à la marche dans l'attitude verticale au moyen d'un appareil roulant également sur des rails et offrant une grande analogie avec les appareils autrefois employés pour soutenir les enfants dans leurs premiers essais de progression [8].

---

[1] Voir planche I.

Indépendamment des enfants dont l'état nécessite un traitement orthopédique, sont également admis dans l'établissement les jeunes sujets dont la santé générale demande à être fortifiée.

L'emploi combiné d'un régime réglé, des toniques pharmaceutiques, de la gymnastique, et, dans certains cas, de l'hydrothérapie, permet d'obtenir, par une sorte d'*entraînement*, des transformations remarquables dans la santé d'enfants d'une constitution délicate et dont le développement physique s'opère avec difficulté.

Nous venons d'exposer les ressources qu'offre l'Institut orthopédique de Lyon au point de vue médical. Rien n'a été négligé également au point de vue moral pour satisfaire à la juste sollicitude des familles.

Les enfants, placés sous la direction de personnes sûres et dévouées, sont l'objet d'une surveillance attentive, et leur éducation peut être continuée pendant leur séjour dans l'établissement, de telle sorte qu'à leur sortie ils puissent reprendre sans interruption le cours de leurs études.

FIN

LYON. — IMP. PITRAT AINÉ, RUE GENTIL, 4

LYON. — IMPRIMERIE PITRAT AINÉ, RUE GENTIL, 4.